老年心血管疾病患者的自我管

老年糖尿病患者的
自我管理与教育

党爱民　总主编

巩秋红　主　编

中国科学技术出版社

·北　京·

图书在版编目（CIP）数据

老年心血管疾病患者的自我管理与教育 . 老年糖尿病患者的自我管理与教育 / 党爱民总主编；巩秋红主编 . -- 北京：中国科学技术出版社，2022.8

ISBN 978-7-5046-9631-1

Ⅰ. ①老… Ⅱ. ①党… ②巩… Ⅲ. ①老年病—心脏血管疾病—诊疗 ②老年病—糖尿病—诊疗 Ⅳ. ①R54 ②R587.1

中国版本图书馆 CIP 数据核字（2022）第 093962 号

《老年心血管疾病患者的自我管理与教育》编委会

总　主　编　党爱民

副总主编　杨　旭　吕纳强　张　炜
　　　　　　　赵　杰

编　　　委（按姓氏笔画排序）
　　　　　　　王　昊　王林平　巩秋红
　　　　　　　吕纳强　刘晋星　李甲坤
　　　　　　　杨　旭　张　炜　季胤泽
　　　　　　　郑黎晖　赵　杰　赵　晟
　　　　　　　袁建松　顾莹珍　党爱民

《老年糖尿病患者的自我管理与教育》

主　　　编　巩秋红

目 录
CONTENTS

开　篇
糖尿病的自我管理
与教育——您的
健康处方

1. 未病先防，已病防变——老年人从关爱自我做起

糖尿病已经成为严重威胁人类健康的公共卫生问题。中国已经成为世界第一糖尿病大国，糖尿病患者总人数达 1.29 亿。我国 60 岁以上的老年人，糖尿病患病率为 20%以上。目前中国人除了糖尿病的患病率为 11.2%，还有 35.2%的糖尿病前期人群，若是加到一起，则有

将近 50% 的中国人血糖不正常。由此我们想到一个问题，糖尿病能被预防吗？非常幸运的是，这个问题的答案是"能"。我国的大庆糖尿病预防研究是最早在世界上提出干预生活方式可以让糖尿病高危人群预防糖尿病的研究。后续 30 年的随访证明了干预生活方式不但可以预防糖尿病，而且可以进一步预防糖尿病大、小血管并发症，降低死亡率。改善生活方式包括控制饮食、多运动、减轻体重，长期坚持，可以延缓糖尿病前期进展。

如果已经患上了糖尿病，一定要科学规范地进行治疗。除药物之外，患者还要接受糖尿病教育，学习糖尿病相关知识，合理饮食，规律运动，做好自我监测和管理，定期到医院复诊，尽量把血糖水平控制在理想范围内。这样，就可以预防和延缓糖尿病的相关并发症，拥有和正常人一样的生活质量。

2. 关于糖尿病您了解多少

（1）糖尿病是胰岛素分泌缺陷或 / 和胰岛素作用障碍导致的一组以慢性高血糖为特征的代谢性疾病。大多数糖尿病患者都是体检时才发现的，平常没有任何症状。少数血糖水平很高的人可能会有"三多一少"症状，如口渴、多饮、多尿、体重下降、乏力等。

（2）为什么会得糖尿病呢？糖尿病是由自身的身体素质再加上肥胖、进食过多、缺乏运动等原因导致的，另外，妊娠、感染、肝脏病等也会引发糖尿病（少见原因）。

糖尿病的分型：1型（5%）、2型（90%）、特殊类型（5%）、妊娠糖尿病。1型糖尿病的病因是缺乏胰岛素，而2型糖尿病的病因是胰岛素抵抗，也就是胰岛素的作用障碍，2型糖尿病后期也会出现胰岛素分泌不足的情况。

（3）2型糖尿病的特点：常见病、渐进性疾病、终生性疾病、可控制的疾病、自我管理的疾病。近年来人民生活水平逐步提高，带来了一些生活方式的改变，比如吃得多、运动量减少、久坐。这些都会使糖尿病的患病率不断攀升。我国的糖尿病患病率从1980年的只有0.67%，也就是100个人里不到1个人患病，到目前的11.2%，即9个人里就有1个人患病，可以说呈井喷式发展。目前在全世界范围内，糖

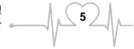

尿病还没有被攻克，仍需要用药物来控制病情发展，需要我们一直和它做斗争。但是只要我们把血糖控制在接近正常的范围，就可以预防和延缓并发症。因此，糖尿病是可控制的。

（4）糖尿病的危害：大血管并发症［心脑血管疾病、外周血管疾病、糖尿病足（可截肢）］和微血管并发症［肾病（尿毒症）、神经病变、视网膜病变（可失明）］。

（5）糖尿病和冠心病哪个危害更大？糖尿病是冠心病的等危症（也就是说无冠心病的糖尿病患者和既往有冠心病病史的非糖尿病患者有同样的心血管事件的危险性），即10年内糖尿病患者和冠心病患者发生新的心血管事件（如因急性心肌梗死或冠心病死亡）的危险性相同。

（6）糖尿病治疗的"五驾马车"：

糖尿病教育、饮食、运动、药物、自我监测。

（7）糖尿病患者要定期复查体重、血糖、血压、血脂、肝肾功能、尿蛋白、眼底、心电图、神经系统检测等项目。

（8）治疗糖尿病的目的。近期：控制高血糖和相关代谢紊乱以消除糖尿病症状和防止出现急性代谢并发症。远期：通过良好的代谢控制达到预防慢性并发症，提高糖尿病患者的生活质量和延长寿命。

3. 糖尿病自我管理——最好的医者是自己

糖尿病是一种需要自我管理的疾病，这个"自我管理"并不是说不需要就医，而是在医生全面评估病情的基础和确定针对性的治疗方案后，患者本身做一些日常护理和监测记录，配合医生使病情得到更好的控制。

包括以下几个方面：

（1）饮食。在医生及营养师的帮助下，制定饮食治疗方案，掌握每日所需总热量及每餐主食、肉类等进食量，以及水果、蔬菜等副食的进食量，用食物交换法进行交换，既能得到良好的饮食控制，又能使食物多样化。可做饮食日记。

（2）运动。制定合适的运动方案，持之以恒、自我监督，掌握运动的技巧和突发情况的应对措施。

（3）足部护理。穿舒适的鞋，不光脚走路。每天检查鞋及袜子内是否有尖锐物品，脚部皮肤是否干裂以及皮肤颜色、温度、触觉的变化。每天洗脚，水温不超过 37℃，时间不超过 5 分钟。用浅色柔软吸水性强的毛巾轻擦，尤其是脚趾间。冬天不要用电热毯、热水袋、加热器烘脚。如脚部有伤口应保持干燥，及时就医。

（4）皮肤护理。洗澡时宜用温水，不可泡澡，用中性香皂，浴后在皮肤上涂保湿乳液。男性刮脸时，应防止刮破，造成感染。皮肤瘙痒时不要用力挠。

（5）口腔护理。早晚饭后刷牙，每次不少于 3 分钟。选毛质柔软的牙刷，每 3 个月更换一次。勤漱口，避免使用刺激性漱口水。每 3~6 个月定期做口腔检查。

（6）自我监测血糖、血压、体重变化，并做记录，根据病情及用药情况确定监测频率。

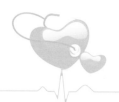

第一章
认识糖尿病

1. 什么是"血糖"和"胰岛素"

食物在胃肠内经过消化分解为葡萄糖，吸收入血即为血糖，它是人体能量的主要来源。胰岛素是胰腺的胰岛 β 细胞分泌的一种帮助人体降低血糖的激素。胰岛素被胰岛 β 细胞分泌出来后随血液运送到外周组织（肝脏、脂肪及肌肉）发挥作用，而把血糖处理掉，这样血液中的血糖水平就会维持在正常范围内。但是当胰岛β细胞遭到损害，它就不能分泌足够的胰岛素，那么血液中的血糖水平就会升高。这就是1型糖尿病。而2型糖尿病患者体内的胰岛素是可以分泌出来的，但是不能正常在外周组织起作用。常见的胰岛素不能起正常作用的原因就是胰岛素抵抗，如肥胖、缺乏运动等。胰岛素起不到正常降血糖的作用，血糖水平就会升高，最终导致糖尿病。

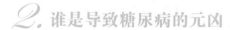

2. 谁是导致糖尿病的元凶

胰岛素作用障碍或分泌缺陷是导致糖尿病的元凶。

3. 诊断糖尿病的三步曲

医生确定糖尿病患者的治疗方案主要从以下三方面考虑。

第一步，是否患有糖尿病。

有糖尿病症状（如多尿、多食、多饮、消瘦），且符合以下三条之一者可以诊断为糖尿病：

（1）随机（一天中任意时间）血浆血糖≥11.1mmol/L。

（2）空腹血浆血糖≥7.0mmol/L。

（3）口服葡萄糖耐量试验（OGTT）两小时血浆血糖≥11.1mmol/L。

说明：

（1）无症状者诊断为糖尿病应有两次血糖测定结果达到以上标准。

（2）在急性感染、外伤、手术或其他应激情况下，即使测出明显高血糖，也不能立即诊断为糖尿病，需在应激情况过后重新检测。

第二步，判断糖尿病的类型。

糖尿病分为四个类型：1型糖尿病、2型糖尿病、妊娠糖尿病和特殊类型糖尿病。

第三步，有无糖尿病并发症。

糖尿病急性并发症：包括糖尿病酮症酸中毒、糖尿病高渗性昏迷、乳酸性酸中毒、低血糖昏迷。

糖尿病慢性并发症：包括大血管病变（如冠心病、脑血管病、外周血管疾病）和微血管病变（如糖尿病肾病、糖尿病视网膜病变、糖尿病神经病变、糖尿病足等）。

4. 初诊糖尿病，应该怎么办

初诊糖尿病后，首先要到医院做全面的检查，包括血糖在内的生化项目以及糖尿病并发症的检查，了解全身的情况。其次要请医生制定合理的治疗方案，长期坚持治疗，定期复诊。另外，学习糖尿病知识很重要，包括对糖尿病的危害及其自然进程和规律的学习。患者对糖尿病一定要有正确的认识和正确的处理原则；学习如何控制饮食，规律运动，减轻体重；学习如何自我监测，如何积极配合医生定期复查、定期调整治疗方案；保持乐观的心态，避免焦虑和抑郁，以积极的心态对待糖尿病。

5. 血糖是不是降得越快越好呢

血糖下降太快可能会带来低血糖的风险，有时即使血糖并没有达到低血糖的标准，仍可能出现心慌、手抖、乏力、饥饿感、头晕眼花、出冷汗等低血糖反应。因此，血糖不是降得越快越好，应循序渐进，平稳降糖。

6. 血糖水平为何居高不下

有些原因会使血糖水平居高不下：①未控制饮食、运动量不足；②肥胖；③胰岛功能差；④应激因素，如外伤、手术、感染、急性心脑血管病等；⑤不良情绪或气候的影响；⑥某些药物或内分泌疾病的影响，如口服激素或肢端肥大症、库欣综合征等；⑦药物应用不合理或漏服等。

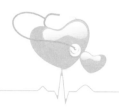

第二章
糖尿病合并心血管病的管理

1. 糖尿病合并心血管病是怎么发生的

血糖水平的升高会损害血管内皮，使内皮不再光滑，并出现肉眼看不见的破口，血液中流动的脂质会通过受损部位沉积到内皮下，形成动脉粥样硬化斑块（图1），斑块逐渐增大就会使血管内血流不畅。

不稳定的斑块还会在一定条件下破裂，血液中的血小板立即聚集到破裂部位，形成急性血栓，导致急性心梗、脑卒中。

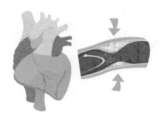

图 1　冠状动脉粥样硬化斑块

2. 糖尿病合并心血管病会有哪些预警

（1）经常感到心慌、胸闷。

（2）劳累时感到心前区疼痛或左背部放射痛。

（3）晚上睡觉时胸闷憋气，不能平躺。

（4）活动后或情绪激动后胸闷

气短，心跳加快。

（5）出现原因不明的后背疼、肩颈胳膊疼。

（6）胃痛、牙痛。

3. 如何预防糖尿病合并心血管病

控制血糖、血压、血脂、尿酸，控制饮食，规律运动，戒烟戒酒，坚持健康的生活方式，减轻体重，保持良好的情绪。

4. 血糖水平控制好了，还会出现并发症吗

血糖水平控制好了，可以预防和延缓并发症，但是已经出现的并发症，不能逆转。

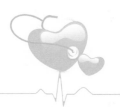

第三章
合 理 用 药

1. 如何合理选择降糖药

一般来说，选择药物时要考虑患者的年龄、糖尿病病程、胰岛功能情况、血糖水平、体重、肝肾功能、并发症情况等；同时也要根据患者的情况进行个体化治疗，如饮食习惯、依从性、经济因素等。因为血糖水平及药物的不良反应，很多患者需要考虑联合用药。在选择药物时，一定要权衡利弊，既不能因噎废食，也不能盲目随意。一定要在专业医生的指导下，结合自身病情合理选用药物，只有这样，才能确保用药安全（图2）。

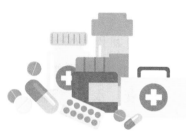

图2　合理选择降糖药物

2.口服降糖药不良反应防范策略大盘点

（1）磺胺类药物最常见的不良反应为低血糖，因此应从小剂量开始，逐渐加量，同时定时定量进餐和运动。磺胺类药物过敏者禁用。缓释片或控释片不能掰开服用。

（2）二甲双胍最常见的不良反应为胃肠道不适。初用二甲双胍的患者可以在餐中或餐后服用，或者选用二甲双胍肠溶片，餐前服用。另外，慢性缺氧、肝肾功能不全、严重感染、阻塞性肺疾病以及做造影检查的患者慎用双胍类药物。

（3）心衰、水肿、活动性肝病以及严重骨质疏松患者忌用胰岛素增敏剂，如罗格列酮、吡格列酮。

（4）α-糖苷酶抑制剂可引起腹胀、肛门排气增加。慢性肠炎、腹泻、腹部手术恢复期以及疝气患者禁用α-糖苷酶抑制剂，如阿卡波糖、伏格列波糖。

（5）此类药物所引起的低血糖应直接服用葡萄糖，服用淀粉类无效。

（6）服用 SGLT–2（也就是列净类）抑制剂时，要注意多喝水，以减少尿路感染的风险。

3. 降糖药服法有讲究

　　传统的磺胺类药物如格列齐特、格列苯脲、格列吡嗪、格列喹酮等需要餐前 20～30 分钟服用，非磺胺类促泌剂如瑞格列奈或那格列奈需餐前 5～15 分钟服用。

　　二甲双胍普通片餐前、餐中、餐后服疗效相同，但有些患者初用双胍类，为了避免对胃肠道的刺激，可以餐中或餐后服用，如果没有胃肠道反应也可以在餐前服用。二甲双胍肠溶片在小肠内崩解，能减少对肠胃道刺激，若餐中或餐后食用，易与碱性溶液混合，影响疗效，需餐前 30 分钟服用。二甲双胍缓释片一般在餐中或餐后服。

α- 糖苷酶抑制剂类如阿卡波糖、伏格列波糖应该在餐前即刻整片吞服或与前几口食物一起嚼服。

噻唑烷二酮类如吡格列酮、罗格列酮要早上空腹服用。

DPP–IV 抑制剂每日一次，与进餐无关，但是要每天固定时间服用。

SGLT–2 抑制剂，每日一次，一般建议早晨服用，餐前或餐后均可。

4. 如何正确看待胰岛素

胰岛素是人体内本来就有的一种生理物质，也是人体内唯一的降低血糖的激素。1 型糖尿病是由自身免疫造成的胰岛细胞不能分泌胰岛素从而导致胰岛素的缺乏，因此1 型糖尿病必须终生使用胰岛素。2 型糖尿病患者初期胰岛功能正常或延迟，可以用口服降糖药来控制血糖水平。但是随着病程的延长，患者的胰岛功能会逐步衰退，部分患者只有通过外源性胰岛素的补充，才能够将血糖控制在正常范围内。是否需要注射胰岛素取决于患者的胰岛功能是否正常。有些胰岛功能好的患者在血糖水平非常高的情况下，给予短期胰岛素治疗便可以使血糖得到及时有效的控制，之后完全可以停止注射胰岛素并改为口服药物，因此胰岛素不具备成瘾性。

如果血糖水平很高却不注射胰岛素，患者的血糖水平得不到很好的控制，会引发很多急、慢性并发症，严重时会出现失明、心血管疾病和糖尿病足等，有的甚至会因糖尿病并发症而致死、致残。胰岛素治疗是保证患者血糖水平达标的一个非常重要的手段（图 3）。

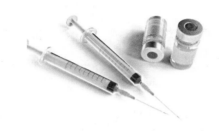

图 3 正确看待胰岛素

5. 哪些人该用胰岛素

（1）1 型糖尿病患者自发病之日起就须应用胰岛素治疗，且须胰岛素终生替代治疗。

（2）初发 2 型糖尿病血糖水平较高，发生酮症或酮症酸中毒，可首选胰岛素治疗。待血糖水平得到良好控制和症状得到显著缓解后再根据病情确定后续的治疗方案。

（3）新诊断糖尿病患者与 1 型

糖尿病鉴别困难时，可首选胰岛素治疗。待血糖水平得到良好控制、症状得到显著缓解、确定分型后再根据分型和具体病情制定后续的治疗方案。

（4）2型糖尿病患者在生活方式和口服降糖药联合治疗的基础上，若血糖水平仍未达到控制目标，即可开始口服降糖药和注射胰岛素的联合治疗。

（5）2型糖尿病患者在围手术期、创伤、感染等应激状态时。

（6）存在口服药使用禁忌证的2型糖尿病患者，如肝肾功能不全或出现口服药物的不良反应。

6. 如何调整胰岛素用量

初用胰岛素时医生要根据患者

体重兼顾血糖情况，从小剂量开始，密切监测血糖水平，根据血糖值调整胰岛素用量，一般3天调整一次，不能过快加量。一般不建议患者自行调整胰岛素剂量。

7. 胰岛素有哪些不良反应，如何应对

（1）低血糖。应对方法：定时定量进餐、规律运动，密切监测血糖水平；身边常备糖块等快速补充血糖的食物；注意寻找低血糖的原因，频繁出现低血糖症状时要及时就医，调整治疗方案。

（2）体重增加。应对方法：控制饮食、增加运动、限制总热量的摄入。

（3）水肿。应对方法：经过一

段时间后可以逐渐消肿，如果尿常规检查结果正常可不必处理；如果一直不能消肿，可以应用药物以利尿、改善微循环；如果有肾脏病应该及时治疗。

（4）局部脂肪萎缩。应对方法：经常更换注射部位；停止用动物胰岛素，改用高纯度人胰岛素制剂后，脂肪营养不良甚少发生。

（5）胰岛素过敏。过敏分为局部或全身过敏，局部过敏仅为注射部位及周围出现发红、丘疹、瘙痒；全身过敏可引起荨麻疹、过敏性紫癜，极少数严重者可出现过敏性休克。应对方法：更换胰岛素制剂种类，使用抗组胺药和糖皮质激素，以及脱敏疗法等。严重过敏反应者需停止或暂时中断胰岛素治疗。

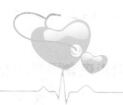

第四章

糖尿病合并
心血管病的
日常调护

1. 手把手教您怎么准确测量血糖

糖友测血糖，更多的是在家中自我监测。采用便携式血糖仪进行手指尖毛细血管血糖检测是最常用的方法。

监测血糖具体过程如下。

（1）开机，插入试纸条。

（2）消毒：测血糖消毒手指尖时必须用酒精，不能用碘伏。因为残留在皮肤上的碘会与试纸中的化学物发生反应从而造成测试结果不准。因此，测血糖必须使用酒精消毒，待酒精完全挥发后再采血。如果没有酒精，也可以用清水洗手，但要等手指完全干后再采血。

（3）采血：需使用一次性采血针，不可重复使用。采血部位首选手指两侧，因为此部位有丰富的血管，且神经末梢分布较少，在此处采血不仅可以减少疼痛，而且出血量足。末梢循环不好的糖友，采血前可用温水泡手或甩动几下手臂，促进指尖充血。测量时不要过分挤压手指，如果血量不足，可轻轻推压两侧血管至指前端 1/3 处，让血慢慢溢出。

（4）将一大滴血滴到试纸条上或自动吸到试纸条上，监测仪几秒钟后即可显示血糖数值（图4）。操作前注意检查试纸条是否有过期、受潮等情况。

（5）用棉签轻轻按压采血处，拔掉试纸条，连同采血针一起放入医疗废弃物专用垃圾桶。

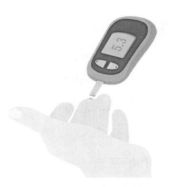

图4　测量血糖

2. 如何安排血糖监测的次数

测血糖的时间和频率，要根据糖友病情的实际需要来决定。血糖控制差的患者或病情危重者应每天自测 4～7 次，直到病情稳定，血糖得到控制。当病情稳定或已达到血糖控制目标时，可以每周监测 1～2 天的全天 5～7 个时间点血糖。使用胰岛素治疗者，在治疗开始阶段每天至少要测 5 次血糖，血糖达到控制目标后放宽到 2～4 次。使用口服药和生活方式干预的糖友，血糖控制达标后每周测血糖 2～4 次。

3. 为什么监测血糖要"全天候"

不同时间的血糖反映的意义不尽相同。

（1）空腹血糖：①可以反映患者在无糖负荷刺激状态下基础胰岛素的分泌水平及肝脏葡萄糖的输出情况；②可以反映前一天晚间用药能否控制整个夜间乃至次日清晨的血糖；③空腹血糖是诊断糖尿病的指标之一。

（2）餐后两小时血糖：①可以反映患者胰岛 β 细胞的储备功能；②可以反映降糖药与进食是否合适，这是空腹血糖不能反映的；③有助于 2 型糖尿病的早期诊断，因为许多糖尿病患者早期空腹血糖水平并不高，但是餐后血糖水平会高。

（3）餐前血糖：是指午餐前和晚餐前的血糖水平，反映胰岛 β 细胞在白天不进餐时的基础分泌。

（4）睡前血糖：反映 β 细胞对晚餐后高血糖的控制能力。

　　患者可以根据自身情况安排血糖监测时间，如果想了解自己的全天血糖水平，可以按"五点法"（空腹，三餐后2小时，睡前）或"七（八）点法"（三餐前，三餐后2小时，睡前或凌晨3点）监测血糖。这并不是一次两次的事情，而应该是持续进行的，是糖尿病综合管理五架马车之一，要长期坚持。

4. 饮食"精打细算"，学会"交换法"

　　饮食控制是糖尿病综合管理中的重要措施之一。食物交换份法是计算糖尿病饮食的一种方法，简便易行，便于掌握，已在世界上许多国家进行推广。食物交换份是将食物按照来源、性质分成几类，同类食物每份所含的蛋白质、脂肪、糖类和能量相当，可任意交换。为便于了解和控制食物摄入的总热量，将每产生 90 千卡（kcal）热量的食物定义为"一份"，每份的重量可以不同。食物交换份可以轻松地将每日需要的能量和营养物质转化成食物。一般可以粗略地把 25g（半两）主食、500g（1 斤）蔬菜、200g（4 两）水果、50g（1 两）肉蛋鱼豆制品、160mL（3 两）牛奶、10g（2 钱，相当于 1 小汤匙）烹调油各作为一份。食物交换法中，同类食物可互换，也就是说各种主食之间，各种蔬菜之间，各种水果之间，各种肉类之间，各种豆类制品之间，各类油脂和各种坚果类食物之间是可以互换的。不同类的食物之间不能互换，因为不同类的食物

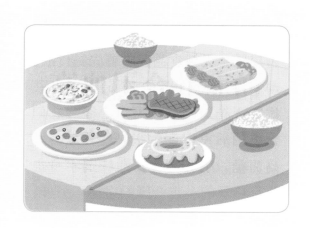

尽管热量相同，但是所含的营养素
不同，不符合营养学要求。

5. 如何选用"无糖"或"降糖"食品

无糖食品并不是不含糖，而是
指不含升血糖指数较高的蔗糖、葡
萄糖和麦芽糖等，也可能添加了低

热量的甜味剂，如木糖醇、阿斯巴甜、甜蜜素、糖精等来代替，以改善口感。无糖食品，它首先是食品，即便不含糖，也会含有淀粉和油脂，比如无糖饼干、无糖点心等。它们到体内后可以产生很高的热量，升高血糖，引起肥胖。甜味剂本身也是有热量的，也会影响血糖。另外，部分无糖食品宣称能降糖，这种说法是不科学的。因为无糖食品不是药物，绝不能直接代替降糖药。如果它有辅助调节血糖的功效，也可能是添加了药物。所以，糖尿病患者不能随意选择、食用无糖食品，要按照食物交换份科学地进行饮食控制。

6. 糖尿病患者可选择哪些甜味剂

甜味剂是赋予食品甜味的物质，属于食品添加剂中的一类，可分为含热量和不含热量（或极低热量）两种。含热量的甜味剂主要有木糖醇，它的甜度与蔗糖基本相同，只是代谢不需要胰岛素。如果这类食物吃多了，一样会导致热量过多，

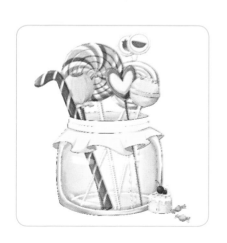

影响血糖与体重的控制。不含热量的甜味剂主要有阿斯巴甜、糖精、安赛蜜、三氯蔗糖、甜菊糖等。它们的甜度很高，一般是蔗糖的 50 倍以上，不吸收入血，由肠道排泄。它们提供的热量远低于蔗糖，甚至可以忽略不计。它们既可以满足你对甜食的渴望，又可以避免因热量摄入过多导致的血糖与体重上升。

7. 糖尿病患者喝酒要讲策略

不推荐糖尿病患者饮酒，若饮酒应计算酒精中所含的总热量。同时还要在进食后喝酒，不要空腹饮酒，否则易发生低血糖事件。另外，长期大量饮酒会造成食欲减退、食量减少，从而使营养素摄入不平衡。

喝酒的危害：

（1）长期喝酒导致血脂异常，酒精会使血液中甘油三酯升高，加重糖尿病患者的脂质代谢紊乱，血脂升高还会导致血管壁发生硬化。

（2）长期喝酒还会引发脂肪肝，糖尿病患者大多本来就肥胖，尤其是 2 型糖尿病患者。过量饮酒，会影响肝脏的代谢和排毒，加快肝脏中的脂肪合成和堆积，导致酒精性脂肪肝。所以，喝酒会加重脂肪肝。

（3）糖尿病患者切忌空腹饮酒，酒精可以抑制肝脏的糖原异生及糖原分解反应，还可抑制降糖药物的分解与排泄。因此，空腹饮酒很容易导致低血糖。口服磺胺类降糖药或注射胰岛素治疗的患者更是如此。

（4）糖尿病患者饮酒还会引发

痛风，同时糖尿病患者喝酒过量可造成酒精性酮症酸中毒，严重的甚至危及生命。如果糖尿病患者万不得已喝酒，应控制饮酒量。每次的酒量应控制在葡萄酒 200mL，或啤酒 400mL，或威士忌 70mL，或 30°白酒 80mL，一次只饮用一种酒，每周饮酒不超过 2 次。酒精产生的能量要计入一天的总能量，用食物交换份法相应减少食物的摄入量。

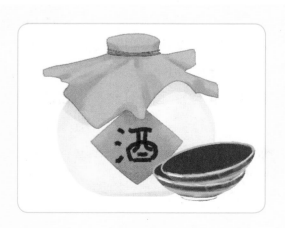

8. 糖尿病患者可以吃水果吗

糖尿病患者在血糖控制水平接近正常值时可以吃水果，但是要限制水果的量。大多数水果可以每天吃 200g 左右，应尽量避免吃一些热量较高的水果，如榴梿、荔枝、龙眼、山楂、鲜枣、干枣等。而且水果应在两餐之间吃，而不是饭后马上吃。

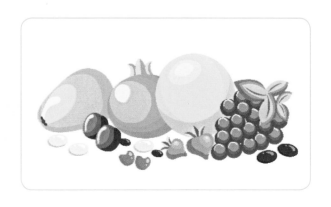

9. 糖尿病患者适宜常吃哪些主食

主食是人体能量和营养的重要来源，所以糖尿病患者不可不吃主食，但是摄入量要控制在合适的范围内。提倡"少量多餐"的原则，即每天吃不少于 3 顿饭，每顿饭的主食量不超过 100g。糖尿病患者的主食一般以米、面为主，可以选择一些粗杂粮，如燕麦、麦片、玉米面、莜面等，粗细搭配比例为 1∶3 比较合适。因为粗粮中有较多的无机盐、维生素，又富含膳食纤维，可以适当降低升糖指数，对控制血糖有利，所以是适合糖尿病患者食用的。但是只吃粗粮，不吃米、面等细粮的做法也是不可取的，因为

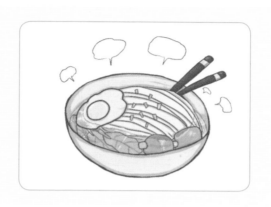

纤维摄入过多会出现胃肠道不适等症状，也会影响营养物质的吸收。

10. 烹制糖尿病患者饮食的秘籍

（1）选择脂肪含量较少的食物：蛋白质类尽量选择鱼肉、去皮的鸡肉、兔肉等脂肪含量低的肉类或豆制品。多食蔬菜（如白菜、萝卜、黄瓜、蘑菇等）、菌藻类食物（如海带、海蜇等）。动物内脏（如牛杂、鸡杂、猪杂等）、蛋黄等含胆固醇较高，应限制食用或不吃。吃西餐时，可用低脂的油醋汁替代脂肪含量极高的沙拉酱、黄油等。

（2）选择高纤维食物：如各种蔬菜、水果、海带、紫菜、豆类、粗杂粮及全谷类食物（如玉米面饼、全麦面包）。

（3）烹饪前对食物的预处理：①如剔除附在禽畜肉上的脂肪；②将肉放入沸水锅中煮一段时间，将肉中的不可见脂肪溶解出来，经过去脂后的瘦肉可直接拌入调料食用（热拌），肉汤凉后放入冰箱中冷冻，等浮油凝结后再将油去除，去油之后的肉汤可用来做汤菜或面汤；③再如烧茄子，可将茄子切好后上笼屉

蒸几分钟再烧，不仅省油而且味道
更好。

（4）改变烹饪方法：尽量采用
余、炖、蒸、拌等少盐少油或无油
的烹饪方法制作菜肴，尽量不用煎、
炸、红烧、爆炒等烹饪方法。后者
不仅耗油多，而且高温会导致蛋白
质变性、维生素流失。另外，糖醋、
糖渍、拔丝和盐腌、盐浸等烹饪方
法也不宜采用，还有就是做菜不要
勾芡。

（5）清淡少盐：做菜不要用动
物油，而要用植物油；每日吃盐最
好不要超过 6g。限制钠摄入过量，
也要避免除盐以外的其他调味料，
如酱油、腐乳、豆瓣、糖醋汁、辣
酱、沙拉酱等。

11. 并非所有糖尿病合并心血管病患者都适合运动

有严重的心脑血管病的患者不适合运动，如新发的脑梗或脑出血、急性心梗、心功能不全、严重心律失常等。严重的视网膜病变、严重的糖尿病肾病、糖尿病足、各种急性感染以及明显的酮症或酮症酸中毒的情况都不适合运动。另外，血糖控制不好、反复低血糖或血糖波动大的糖尿病患者应在病情稳定后再运动。

12. 量身定制运动处方

运动的总原则是循序渐进、量力而行、持之以恒。运动分为有氧运动和阻抗运动，推荐糖尿病患者每周 5 次，每次 30 分钟的有氧运动，再加上每周 2～3 次阻抗运动。根据实际情况选择运动的强度，高强度的运动包括跳绳、爬山、游泳、球类、跳舞等；中等强度的运动包括快走、慢跑、爬楼梯、健身操等；低强度的运动包括购物、散步、太极拳、气功等。可以用简易的算法来计算运动是否达到了合适的强度：目标心率 = 170 – 年龄。目标心率

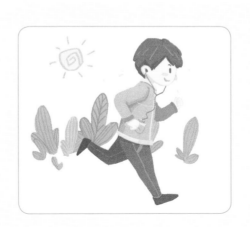

可结合糖尿病患者的情况自行判断，合适的运动量是锻炼后微微出汗，稍感肌肉酸痛，但休息后酸痛感消失，第二天体力充沛。

13. 运动不当的不良反应

运动强度过大可能会导致乏力、肌肉拉伤、低血糖；运动不当可能会导致跌倒、摔伤；运动强度过小则起不到运动的作用。夏季如不及时补充水分，容易出现脱水。

14. 糖尿病患者安全锻炼必知的细节

（1）开始运动前应获取医生或相关专业人士的许可。

（2）饭后 1 小时运动应从第一口饭算起，不要空腹运动，也尽量避免睡前长时间运动，以免引起夜间低血糖。

（3）运动要循序渐进。每次运动时，要有 5~10 分钟的热身运动，从慢到快，达到强度后应坚持 30 分钟左右，之后要有 5~10 分钟的恢复过程，从快到慢。

（4）运动时选择合适的运动鞋和袜子，要注意鞋的密闭性和透气性。

（5）运动场地要平整、安全，空气新鲜，避免在恶劣的天气条件下运动。

（6）随身携带糖果及糖尿病卡，以便出现低血糖时及时进食。卡片上应注明患者的姓名、电话，以及糖尿病患者的身份，如果出现意外如何进行救助等。

（7）一些糖尿病患者由于糖尿病对自主神经的破坏，或正在服用β受体阻断剂，心率变化往往难以反映心脏运动的负荷。因此，运动时可根据自我感觉判断：若感觉较费力就可以进行的运动，就是中等强度的运动；若感觉很吃力才能进行的运动，就是高强度运动。

（8）注意家务劳动因为达不到一定的强度，不算做运动。

（9）避免在主要运动部位注射胰岛素，以免吸收过快引发运动中低血糖。

（10）运动前、中、后适量饮水。注意观察运动中出现的症状，如心慌、胸痛、背部疼痛、呼吸困难等，应立即停止运动，警惕无症状心肌缺血。

（11）检测运动前后的血糖、血压值，以了解运动强度与血糖、血压变化的规律，做到心中有数。

15. 中医药协助您稳定血糖

中医文化源远流长，对糖尿病有深刻的认识，治疗方法也比较丰富，其多样性和个体化是中医药治疗糖尿病及其并发症的主要特色，提供了较多的治疗选择及余地。针对每个人的病情，可以进行更好的个体化治疗。中医能在糖尿病的不同阶段、不同时期，采取不同的治疗方法，辨证治疗、对症下药，一般来说对部分患者消除烦渴症状、减轻并发症有一定作用。但中西医学是完全不同的两种理论体系，一些糖尿病患者认为，在治疗糖尿病方面中药要比西药好，不良反应也小，因而拒绝服用西药，宁可去寻求没有专业医生认可的民间偏方，最后往往造成血糖失控，引发糖尿病各种急症。其实，糖尿病对身体的危害要远远大于药物的不良反应。如果任其发展，血糖控制不佳，就会导致糖尿病的急、慢性并发症。但是无论西药还是中药，都有一定的不良反应，这是不可避免的。比如中药马钱子、关木通的肾毒性早已经得到医学证实。到目前为止，无论是中医还是西医，糖尿病还没有根治的具体治疗方案和药物。如果糖尿病患者看到什么偏方、验方声称可以根治糖尿病，请勿相信，更不要轻易上当，应该提高警惕。所谓的民间偏方、验方，往往是一些假中医、冒牌中医骗钱的把戏。

附　录

表 1　四大类（八小类）食物交换份的营养价值

组别	食品类别	每份重量 (g)	能量 (kcal)	蛋白质 (g)	脂肪 (g)	糖类 (g)	主要营养素
一、谷薯组	1. 谷薯类	25	90	2.0	—	20.0	糖类、膳食纤维
二、蔬菜组	2. 蔬菜类	500	90	5.0	—	17.0	糖类、维生素
	3. 水果类	200	90	1.0	—	21.0	膳食纤维
三、肉蛋组	4. 大豆类	25	90	9.0	4.0	4.0	蛋白质
	5. 奶类	160	90	5.0	5.0	6.0	蛋白质
	6. 肉蛋类	50	90	9.0	6.0	—	蛋白质
四、油脂组	7. 坚果类	15	90	4.0	7.0	2.0	脂肪
	8. 油脂类	10	90	—	10.0	—	脂肪

表2 谷、薯类食品的能量等值交换份

单位：g

食品名称	重量	食品名称	重量
大米、小米、糯米、薏米	25	干粉条、干莲子	25
高粱米、玉米碴	25	油条、油饼、苏打饼干	25
面粉、米粉、玉米面	25	烧饼、烙饼、馒头	35
混合面	25	咸面包、窝窝头	35
燕麦片、莜麦面	25	生面条、魔芋生面条	35
荞麦面、苦荞面	25	马铃薯	100
各种挂面、龙须面	25	湿粉皮	150
通心粉	25	鲜玉米（1个中等大小带棒心的）	200
绿豆、红豆、芸豆、干豌豆	25		

注：每交换份各薯类薯类提供蛋白质2g，糖类20g，能量90kcal（376kJ）。

表3　蔬菜类食品的能量等值交换份

单位：g

食品名称	重量	食品名称	重量
大白菜、圆白菜、菠菜、油菜	500	白萝卜、青椒、茭白、冬笋	400
韭菜、茴香、茼蒿	500	南瓜、菜花	350
芹菜、莴笋、菜心	500	鲜豇豆、豆角、洋葱、蒜苗	250
西葫芦、西红柿、冬瓜、苦瓜	500	胡萝卜	200
黄瓜、茄子、丝瓜	500	山药、荸荠、藕	150
芥兰、鸡毛菜、苋菜	500	山药、马铃薯、芋头、红薯	100
鲜蘑、口蘑、香菇	500	毛豆、鲜豌豆	70
绿豆芽、水浸海带	500	—	—

注：每份蔬菜类食品提供蛋白质5g，糖类17g，能量90kcal（376kJ）。

表4 肉、蛋类食品能量等值交换份

单位：g

食品名称	重量	食品名称	重量
火腿肠、香肠	20	鸡蛋（1个、个头偏大的、带壳）	60
肥瘦猪肉	25	鸭蛋、松花蛋（1个、个头偏大的、带壳）	60
叉烧肉（无糖）、午餐肉	35	鹌鹑蛋（6个、带壳）	60
酱牛肉、酱鸭、烧鸡	35	带鱼、大黄鱼、甲鱼、比目鱼	80
瘦肉（猪、牛、羊）	50	草鱼、鲤鱼、鲢鱼、鲫鱼	80
排骨（带骨）	50	对虾、青虾、鲜贝	80
鸡肉、鸭肉、鹅肉	50	蟹肉、水发鱿鱼	100
兔肉	100	水发海参	350

注：每份肉蛋类食品提供蛋白质9g，脂肪6g，能量90kcal（376kJ）。

表 5　大豆类食品能量等值交换份

食品名称	重量	食品名称	重量
腐竹	20g	北豆腐	100g
大豆、大豆粉	25g	南豆腐（嫩豆腐）	150g
豆腐丝、豆腐干、油豆腐	50g	豆浆	400mL

注：每份大豆及其制品提供蛋白质 9g，脂肪 4g，糖类 4g，能量 90kcal（376kJ）。

表6 奶类食品能量等值交换

食品名称	重量	食品名称	重量
奶粉	20g	牛奶	160mL
脱脂奶粉	25g	羊奶	160mL
乳酪	25g	无糖酸奶	130mL

注：每份奶类食品提供蛋白质 5g，脂肪 5g，糖类 6g，能量 90kcal（376kJ）。

表 7　水果类食品能量等值交换份

单位：g

食品名称	重量	食品名称	重量
柿子、香蕉、荔枝	150	李子、杏	200
梨、桃、苹果	200	葡萄	200
橘子、橙子、柚子	200	草莓	300
猕猴桃	200	西瓜	500

注：每份水果重量均为带皮重量，可提供蛋白质 1g，糖类 21g，能量 90kcal（376kJ）。

表8 油脂类食品能量等值交换份

单位：g

食品名称	重量	食品名称	重量
花生油、香油、豆油	10	猪油、牛油、羊油、黄油	10
玉米油、菜籽油、橄榄油	10	葵花子	25
核桃、杏仁、花生米	25	西瓜子	40

注：每份油脂食品提供脂肪 10g，能量 90kcal（376kJ）。

（北京协和医学院"双一流"临床医学学科建设子项目）